BEI GRIN MACHT SICH IHR WISSEN BEZAHLT

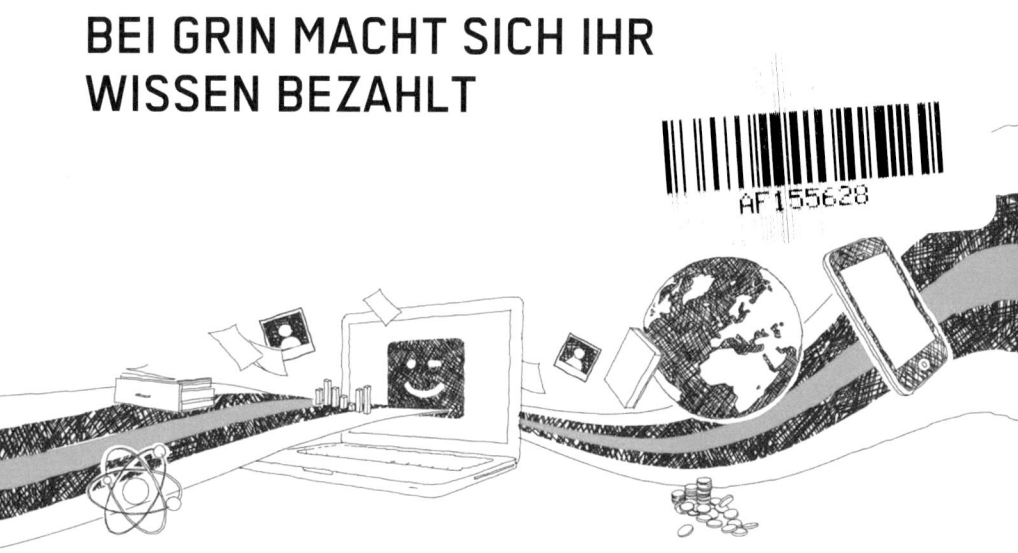

AF155628

- Wir veröffentlichen Ihre Hausarbeit,
  Bachelor- und Masterarbeit

- Ihr eigenes eBook und Buch -
  weltweit in allen wichtigen Shops

- Verdienen Sie an jedem Verkauf

Jetzt bei www.GRIN.com hochladen und kostenlos publizieren

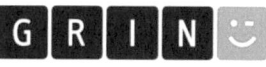

Christian Heinig

Risikofaktor Arterielle Hypertonie. Entstehung, Verbreitung, Folgen und Prävention in Deutschland

GRIN Verlag

Bibliografische Information der Deutschen Nationalbibliothek:

Die Deutsche Bibliothek verzeichnet diese Publikation in der Deutschen National-
bibliografie; detaillierte bibliografische Daten sind im Internet über http://dnb.d-
nb.de/ abrufbar.

Impressum:

Copyright © 2008 GRIN Verlag GmbH
Druck und Bindung: Books on Demand GmbH, Norderstedt Germany
ISBN: 978-3-640-84298-8

Dieses Buch bei GRIN:

http://www.grin.com/de/e-book/128972/risikofaktor-arterielle-hypertonie-entste-
hung-verbreitung-folgen-und

GRIN - Your knowledge has value

Der GRIN Verlag publiziert seit 1998 wissenschaftliche Arbeiten von Studenten, Hochschullehrern und anderen Akademikern als eBook und gedrucktes Buch. Die Verlagswebsite www.grin.com ist die ideale Plattform zur Veröffentlichung von Hausarbeiten, Abschlussarbeiten, wissenschaftlichen Aufsätzen, Dissertationen und Fachbüchern.

Besuchen Sie uns im Internet:

http://www.grin.com/

http://www.facebook.com/grincom

http://www.twitter.com/grin_com

Inhalt

1 Einleitung

Die arterielle Hypertonie ist Ursache für zahlreiche Folgeerkrankungen, welche im schlimmsten Falle tödlich enden (Löwel 2006, 14). Da die Entstehung von Bluthochdruck oft Resultat einer risikobehafteten Lebensweise ist (vgl. Menche 2004, 667ff), ist es wichtig, möglichst früh Aufklärungs- und Interventionsmaßnahmen zu entwickeln, welche vor allem die risikobehafteten Bevölkerungsgruppen erreichen. Für Gesundheitswissenschaftler stellt sich also die Aufgabe, zukünftige Kostenerhöhungen im Gesundheitssystem durch Folgeschäden der Hypertonie zu minimieren oder sogar zu vermeiden. In dieser Arbeit soll besprochen werden, inwiefern dies in Bezug auf die Bundesrepublik Deutschland notwendig ist. Wer sind überhaupt die risikobehafteten Bevölkerungsgruppen?

Von einer kurzen Zusammenfassung der medizinischen Grundlagen und Pathophysiologie wird zum Aspekt der Prävalenz (Verbreitung) der Hypertonie, in Bezug auf Alter und Geschlecht übergeleitet. Gibt es ebenfalls Unterschiede zwischen verschiedenen sozialen Schichten? Im darauffolgenden Kapitel 4 wird aufgeführt, welche Probleme zu hoher Blutdruck verursachen kann und wie häufig diese vertreten sind. Gibt es gegebenenfalls Interventions- bzw. Präventionsbedarf, um den sich Spezialisten Gedanken machen sollten? Gibt es vielleicht bereits Programme zur Problembehandlung und wenn ja, wie wirksam sind diese? Abschließend soll im Fazit erläutert werden, in welchen Bereichen tatsächlich noch Verbesserungsbedarf beim Handling des Gesundheitsproblems „Hypertonie" besteht oder ob bereits das Optimum an Ergebnissen in Deutschland erzielt wurde.

2 Medizinische Grundlagen

In den folgenden Abschnitten sind einige, kurz erläuterte medizinische und anatomische Grundlagen aufgeführt, welche zum Thema Bluthochdruck relevant sind. Was sind Hypertonie und Arteriosklerose? Abschließend soll die Methode der indirekten unblutigen Blutdruckmessung erläutert werden.

2.1 Das Herz-Kreislauf-System

Das Herz, ein Hohlorgan, welches aus vier Kammern und viel Muskelgewebe besteht, pumpt das Blut im menschlichen Körper durch das sogenannte Gefäßsystem, welches den gesamten Organismus durchzieht. Das Blut ist Träger von Sauerstoff und anderen Nährstoffen für die Zellen der organischen Strukturen im Organismus (vgl. Menche 2003, 234ff). Den Druck, der auf die Gefäße wirkt, während das Herz pumpt, nennt man „Blutdruck". Der Blutdruck wird heute in der Einheit „mmHg" (Millimeter Quecksilbersäule) angegeben. Seit 1999 gilt laut WHO standartmäßig ein Blutdruck von ca. 120/80 als optimal und ein Druck ab 140/90 als zu hoch (vgl. Middeke 2005, 17). Blut, welches vom Herzen weg gepumpt wird, fließt durch Gefäße namens „Arterien", Blut welches zum Herzen hin gepumpt wird, fließt durch Gefäße, welche „Venen" genannt werden. Der Weg des Blutes verläuft vom Herzen weg zu den Organen des Körpers. Ist es dort angekommen und hat seine Inhaltsstoffe, z.b. Sauerstoff abgegeben, fließt es zurück zum Herzen, welches es wiederrum zur Lunge befördert. Erneut mit Sauerstoff angereichert, beginnt der Weg von Vorne (vgl. Menche 2005, 165ff). Das Herz selbst ist auch ein Organ, welches also ebenfalls durchblutet werden muss. Die Gefäße, welche den Herzmuskel umgeben und versorgen, werden als „Koronararterien" bezeichnet (vgl. Menche 2003, 250ff).

Bei der Regulierung des Blutdruckes spielen verschiedene, sehr komplexe physiologische Vorgänge eine Rolle. Das Erläutern jener würde den Rahmen dieser Arbeit sprengen, gesagt sei nur, dass die Niere durch Ausschüttung verschiedener Hormone und Botenstoffe großen Einfluss auf den Zustand der Gefäße und somit auch den Blutdruck hat. Grund für die hohe Mitbestimmung der Niere beim Blutdruck ist, dass die Niere zur Filtration des Urins einen bestimmten Blutdruck benötigt (vgl. Menche 2005, 395).

2.2 Die arterielle Hypertonie

Heutzutage wird die arterielle Hypertonie grob in zwei verschiedene Formen eingeteilt. Zum einen in die „primäre Hypertonie", welche ca. 90% der betroffenen Fälle ausmacht, zum anderen die „sekundäre Hypertonie", welche mit ca. 10% zu Buche schlägt (vgl. Middeke 2005, 5). Die Hypertonie ist die häufigste chronische Erkrankung, denn die Prävalenz liegt bei ca. 40%, das bedeutet, ca. 30 Mio. Deutsche Bürger sind betroffen (Middeke 2005, 223). In den folgenden Abschnitten werden die beiden Formen näher erläutert.

2.2.1 primäre Hypertonie

Die primäre Hypertonie hat multifaktorielle Ursachen. Das heißt, die Entstehung ist durch ein Zusammenspiel verschiedener Faktoren und risikobehafteter Lebensweisen begünstigt. Es ist beobachtbar, dass Nachkommen von Hypertonikern meist selbst eine Hypertonie entwickeln. Es ist also zu vermuten, dass eine genetische Disposition eine Rolle spielt. Weiterhin haben übergewichtige Menschen ein erhöhtes Risiko, Bluthochdruck zu bekommen, denn ca. 50% der Hypertoniker sind übergewichtig (Middeke 2005, 100). Weiterhin ist das Rauchen als ein erheblicher Faktor zu nennen, wenn es um Bluthochdruck geht. Dieses Laster hat direkten Einfluss auf die Vasokonstriktion, die Verengung der Blutgefäße und verursacht, davon abge-

2

sehen Lungenkrebs. Übermäßiger Alkoholkonsum und chronischer Stress spielen ebenfalls eine Rolle bei der Entwicklung der Hypertonie (vgl. Middeke 2005, 100ff).

Ein Zusammentreffen verschiedener Risikofaktoren erhöht die Gefahr der Erkrankung natürlich entsprechend. Das verheerende an dieser Form der Hypertonie ist, dass sie vom Betroffenen meist nicht bemerkt wird. Sie verursacht zunächst keine Beschwerden, was den Zeitraum, in dem der erhöhte Druck Schäden an den Gefäßen verursachen kann, meist verlängert, da kein Anlass zur Konsultierung eines Arztes besteht. Eine primäre Hypertonie liegt nur dann vor, wenn eine sekundäre Hypertonie, welche nun erläutert wird, ausgeschlossen werden kann (vgl. Middeke 2005, 100).

2.2.2 sekundäre Hypertonie

Entgegen der Ursachen für die primäre Hypertonie, ist bei der sekundären Hypertonie eine klare, einzelne Ursache als Auslöser festzustellen. Meist sind Störungen in der Funktion der Niere der Grund für das Vorliegen dieser Form der Hypertonie. Ist zum Beispiel ein zur Niere führendes Gefäß verengt, kommt nicht genügen Filtrationsdruck in der Niere zustande, da nicht ausreichend Blut passieren kann. Da die Niere den Blutdruck selbst regulieren kann, erhöht sie diesen nun folglich, um den Filtrationsdruck zu gewährleisten. Für die Niere ist dies wichtig, für den Rest des Organismus aufgrund des generalisierten Blutdruckanstiegs suboptimal. Weiterhin können Tumoren der Niere oder endokrine Störungen (Störungen des Hormonhaushalts) den Blutdruck fehlerhafterweise zum Anstieg bringen (vgl. Middeke 2005, 104ff).

2.3 Arteriosklerose

Die Arteriosklerose wird umgangssprachlich auch als „Arterienverkalkung" bezeichnet. Durch eine Schädigung der Gefäßinnenwand, wie etwa durch einen feinen Riss, welcher durch lang anhaltenden Bluthochdruck entstehen kann, bildet sich ein Ödem (Wasseransammlung im Gewebe), was zu einer Anschwellung führt. Genau dort können sich nun Blutzellen und Fettstreifen anlagern, was nach und nach zur Bildung von sogenannter Plaque (plattenförmige Gewebeveränderung) führt. Das Gefäß beginnt durch Einlagerung von Stoffwechselprodukten nach und nach zu verkalken und ist nun nicht mehr dehnbar, sondern eher starr. Dies begünstigt weitere Läsionen, an denen sich Thromben (Blutgerinnsel) bilden können. Je nach Größe dieser Thromben kann das Gefäß verlegt oder verengt werden. Außerdem besteht die Gefahr, dass sich ein solches Gebilde löst und einen nachfolgenden Gefäßzweig verschließt. Dies kann je nach Lokalisation zu Schäden an der Organstruktur verursachen, welche vom verlegten Gefäßareal eigentlich versorgt werden soll. Als Hauptursache für arteri-

3

osklerotische Veränderungen ist wohl die Hypertonie zu nennen. Somit sind die Risikofaktoren für Arteriosklerose denen der Hypertonie ähnlich: Rauchen, Übergewicht, Bewegungsmangel. Weiterhin wird eine genetische Vorbelastung nicht ausgeschlossen und Stoffwechselerkrankungen, wie z.b. Diabetes mellitus erhöhen das Risiko weiterhin (vgl. Menche 2004, 672ff).

2.4 Blutdruckmessung

Heutzutage misst man den Blutdruck in den meisten Fällen, im Gegensatz zu früher, unblutig mit einer Manschette, welche an einem Manometer angeschlossen ist und einem Stethoskop. Mit der Manschette wird durch Aufpumpen der Blutstrom in der Arteria brachialis unterbrochen. Dies erkennt man, indem man das Stethoskop in der Ellenbeuge anlegt und wartet bis kein Ton mehr zu hören ist. Nun wird das Ventil langsam wieder geöffnet, damit der Druck auf die A. brachialis wieder geringer wird. Sobald das erste Strömungsgeräusch wieder zu hören ist, wird der Druckwert auf dem Manometer abgelesen, der sogenannte systolische Wert. Die Luft wird weiter abgelassen, bis das letzte Strömungsgeräusch zu hören ist, der sogenannte diastolische Wert. Der Blutdruck wird nun angegeben: „<systolischer Wert> „zu" <diastolischer Wert> Millimeter Quecksilbersäule" (vgl. Menche 2004, 162,163).

3 Verbreitung

In diesem Kapitel soll dargestellt werden, ob es Unterschiede in der Verbreitung der arteriellen Hypertonie gibt und falls ja, wie diese aussehen. Unterschieden wird zunächst nach Geschlecht, anschließend nach Alter und abschließend nach dem sozialen Status. Laut Gesundheitsberichterstattung des Bundes (vgl. RKI 2006, 23) sind Herz-Kreislauf-Krankheiten, welche wie bereits festgestellt durch Hypertonie begünstigt werden die häufigste Todesursache in Deutschland.

Die Beurteilung der folgenden Daten ist jedoch mit Vorsicht zu genießen, da kein gleiches „Messverfahren" bei der Aufstellung der Statistiken verwendet wurde. Sie beruhen auf der Frage „hat ein Arzt jemals Bluthochdruck festgestellt" (Janhsen, Strube & Starker 2008, 13). Ob jeder Arzt bei denselben Blutdruckwerten oder Symptomen eine Hypertonie diagnostiziert, ist in Frage zu stellen.

3.1 Geschlechtervergleich

Laut Janhsen, Strube & Starker (2008, 11) beträgt die Prävalenz in der männlichen Bevölkerung rund 51%, während die Gruppe der weiblichen Einwohner lediglich 44% aufweist. Als

Referenz wurde ein Blutdruck festgelegt, welcher 140/90 mmHg übersteigt. Als einer der Gründe für den höheren Anteil bei den Männern kann hier sicherlich auch das Rauchverhalten aufgeführt werden. Männer rauchen statistisch gesehen häufiger, was das Risiko, an Herz-Kreislauf-Erkrankungen zu erkranken, deutlich erhöht (vgl. Junge & Nagel 1999, 121). Jedoch muss gesagt werden, dass bzgl. des Rauchens ein Umkehrtrend seit 1990 zu verzeichnen ist. Der Anteil der männlichen Raucher nimmt ab, während der Anteil der rauchenden Frauen steigt (vgl. Junge & Nagel 1999, 135). Zwar „spielt das Rauchen keine ursächliche Rolle" für die Entwicklung einer Hypertonie, eine einzige Zigarette kann jedoch den Blutdruck für bis zu 30 Minuten um bis zu 20 mmHg erhöhen (Janhsen, Strube & Starker 2008, 18). Bei starken Rauchern kann dieser Fakt also folglich stärker ins Gewicht fallen.

Weiterhin kann eine Erklärung sein, dass Frauen statistisch gesehen häufiger Präventionsangebote wahr nehmen und im Durchschnitt verantwortungsvoller für einen gesunden Lebensstil sorgen (vgl. RKI 2006, 131).

3.2 Altersvergleich

Grundsätzlich kann festgehalten werden, dass die Prävalenz der Hypertonie mit fortschreitendem Alter ansteigt. 80% der über 65-jährigen überschreiten den Grenzwert von 140/90 mmHg. Zusätzlich nähert sich mit steigendem Alter die Prävalenz von männlichen und weiblichen Betroffenen aneinander an. Ab dem 65. Lebensjahr überwiegt schließlich der Anteil weiblicher Hypertoniker. Laut eines telefonischen Gesundheitssurveys des Robert Koch-Instituts wurde im Alter von 18-39 Jahren im Jahre 2006 bei 9,4% der Frauen und 11% der Männer „jemals Hypertonie von einem Arzt festgestellt" (Janhsen, Strube & Starker 2008, 12). Weiterhin sind im Alter von 40-64 Jahren 28,6% der Frauen und 32,2% der Männer betroffen. Bei Kindern ist die Hypertonie selten, nur etwa 1-3% sind hier betroffen (vgl. Janhsen, Strube & Starker 2008, 11ff).

3.3 Sozialer Status und Hypertonie

Helmert (vgl. 2000, 53&54) beschreibt, dass in der sozialen Unterschicht viele Benachteiligungen in Bezug auf Gesundheit allgemein existieren. Sowohl Rauchen, Adipositas und Bewegungsmangel spielen dort eine viel größere und schwerwiegendere Rolle. Dies steigert somit auch die Prävalenz der Hypertoniker in der Unterschicht. Bei Männern solle das kardiovaskuläre Risiko, so Helmert (2000, 54), in der Unterschicht 50% höher liegen als bei Männern der Oberschicht. Auch die Gesundheitsberichterstattung des Robert Koch-Instituts bestätigt dies in ihrem Werk „Gesundheit in Deutschland": Geringe Bildung, geringes Einkommen, Alleinerziehung von Kindern und Armut sind in Deutschland eng mit gesundheitlichen Risiken, auch Hypertonie verbunden (vgl. RKI 2006, 86ff). In sonstigen Bereichen, die mit sozialer Ungleichheit zu tun haben, lassen sich ähnliche Trends beobachten. Zum Beispiel ist das Risiko, an Bluthochdruck zu leiden bei Migranten, welche z.b. durch mangelhafte Integration sozial benachteiligt sind, ebenfalls erhöht. Zurückzuführen ist dies unter anderem auf die höhere Prävalenz der Adipositas bei nicht-deutschen weiblichen Einwohnern unter 75 Jahren (Razum et al. 2008, 52) oder dem höheren Tabakkonsum von nicht-deutschen Einwohnern. Des Weiteren werden allgemeine gesundheitsspezifische Präventionsangebote von Migranten u.a. wegen verschiedener „Zugangsbarrieren" (vgl. Razum 2008, 121) weitaus weniger wahr genommen, als von deutschen Bürgern.

4 Folgen von Hypertonie

Wieso ist das Vorhandensein von Bluthochdruck eigentlich so ein Problem? Die Antwort ist einfach: Sie kann einige Folgeschäden verursachen, welche zu großen gesundheitlichen Einschränkungen führen können. Drei dieser möglichen Schäden werden nun besprochen. „Bluthochdruck zählt aufgrund der Verbreitung und der anfallenden Behandlungskosten zu den volkswirtschaftlich bedeutsamsten Erkrankungen" (Janhsen, Strube & Starker 2008, 26). Die Krankheiten des Herz-Kreislauf-Systems verbrauchen mit ca. 35 Mrd. Euro (15,8% der Gesamtkosten) das meiste Kapital im Gesundheitssektor (vgl. Janhsen, Strube & Starker 2008, 30).

4.1 Koronare Herzkrankheit

Die KHK beschreibt eine Situation durch verlegte und verengte Koronararterien, meist wiederum bedingt durch arteriosklerotische Veränderungen. Da der Herzmuskel so nicht mehr hinreichend durchblutet werden kann, kommt es zu einigen Einschränkungen in der Leistung der Pumpfunktion des Hohlorgans. Zum Beispiel ist das Risiko eines Herzinfarktes erhöht. Es können Herzrhythmusstörungen auftreten, was weiterhin auch das Risiko für einen Schlaganfall anhebt. Leitsymptom der KHK, welches aber meist erst ab einer Verengung der Gefäße von 70% auftritt, wenn die Krankheit schon sehr weit fortgeschritten ist, ist sie „Angina Pectoris". Diese äußert sich durch Sekunden- bis Minuten andauernde Schmerzen im Brustkorb, mit Enge-Gefühl und Panik. Die Schmerzen strahlen oft in den linken Arm aus (vgl. Menche 2005, 127).

Die KHK ist relativ häufig. Geschätzt wird, dass ca. 5-10% der männlichen Bevölkerung betroffen sind (Menche 2005, 127).

6

4.2 Herzinfarkt / Myokardinfarkt

Der Herzinfarkt stellt die „akute und schwere Manifestation der KHK" (Menche 2005, 132) dar. Durch die Ischämie (Mangeldurchblutung) des Herzmuskels geht dieser unter und es bildet sich eine Nekrose (Gewebstod). Meist erfolgt die Ischämie aufgrund einer Thrombusbildung in einem arteriosklerotisch veränderten Koronargefäß. Je nach Lokalisation, Größe und Anzahl der verschlossenen Gefäße machen sich entsprechende Symptome bemerkbar. Nach etwa 20-30 Minuten fehlender Durchblutung beginnen die Muskelzellen abzusterben. Erst nach ca. drei bis sechs Stunden hat sich eine unumkehrbare Nekrose gebildet (vgl. Menche 2005, 133). Dies ist ein relativ langer Zeitraum, in dem interveniert werden kann. Akute Symptome sind z.b. Schmerzausstrahlung in Arme, Bauch und Unterkiefer, Übelkeit, Erbrechen, Atemnot oder Bewusstlosigkeit, welche durch die fehlende oder eingeschränkte Leistung des Herzens hervorgerufen werden. Etwa 20% der Betroffenen, vor allem Diabetiker, haben gar keine Symptome (stummer Infarkt), was natürlich sehr verheerend sein kann, da in diesem Fall keine Behandlung erfolgt (vgl. Menche 2005, 133).

Das Infarktrisiko steigt, ähnlich wie die Prävalenz der Hypertonie, mit zunehmendem Alter an (vgl. Löwel 2006, 7). Die Sterblichkeit durch den Herzinfarkt ist jedoch seit ca. zwanzig Jahren in den westlichen Ländern stetig gesunken, was allerdings nicht unbedingt mit verantwortlicher geführtem Lebensstil und Risikoreduktion, als mit verbesserter medizinischer Akutbehandlung zu tun hat (vgl. Löwel 2006, 7). In Zahlen ausgedrückt waren laut Löwel (2006, 9) 6,5% der Tode bei Frauen und 9,4% der Tode bei Männern, auf einen Herzinfarkt zurückzuführen!

„Die Mehrzahl der Verstorbenen hatte einen dokumentierten Bluthochdruck" (Löwel 2006, 14).

4.3 Schlaganfall / Apoplex

Der Schlaganfall, auch Apoplex genannt, ist definiert als akute Durchblutungsstörung des Gehirns oder eine Blutung im Gehirngewebe. Bei Herzrhythmusstörung, welche auch durch die KHK entstehen kann, ist die Gefahr der Thrombusbildung im Herzen erhöht. Erreicht ein dort losgelöster Thrombus die Gehirnarterien und verschließt sie, kann dies fatale Folgen für den Betroffenen haben. Je nach Lokalisation des verschlossenen Gefäßes kommt es zu motorischen, kognitiven oder psychischen Defekten. Häufig sind z.B. Halbseitenlähmung, Sprachstörung, Harninkontinenz oder Verwirrtheit. Ungefähr 15% aller Todesfälle sind Folge eines Apoplexes, das ist somit die dritthäufigste Todesursache überhaupt (vgl. Grunst & Ulrich 2006, 77).

„Hauptrisikofaktor für einen Schlaganfall (...) ist die arterielle Hypertonie" (Grunst & Ulrich, 77).

5 Vorbeugung und Behandlung

Prävention und Gesundheitsförderung sind seit 2005 zu einer eigenständigen Säule des Gesundheitssystems geworden und sollen Krankheiten verhüten, die Lebenserwartung und Lebensqualität der Bevölkerung steigern (vgl. RKI 2006, 123). Besprochen wurde, wie häufig die Hypertonie in der deutschen Bevölkerung vertreten ist. Folgend werden Maßnahmen und Methoden aufgeführt, welche bereits existieren, um den Bluthochdruck zu vermeiden und zu behandeln. Weiterhin wird beschrieben, wie erfolgreich dies gegenwärtig ist.

5.1 Primär-Präventionsangebote

Die arterielle Hypertonie kann, wie bereits belegt, durch primäre Prävention verhindert oder zumindest hinausgezögert werden (vgl. Janhsen, Strube & Starker 2008, 24). Dazu gibt es bereits Ansätze, welche durch z.b. Ärzteschaften, Krankenkassen, Pharmaindustrie oder Patientenorganisationen bestimmt werden. Krankenkassen zum Beispiel agieren hauptsächlich in Bereichen wie Sport, Ernährung oder Stressabbau setzen jedoch meist die Eigeninitiative des Patienten voraus (vgl. Janhsen, Strube & Starker 2008, 24). Die deutsche Hochdruckliga konzentriert sich hauptsächlich auf Schulungs- und Informationsangebote. Eigeninitiative der Betroffenen ist auch hier Voraussetzung. Gerade einmal 20% aller Berechtigten nehmen Präventionsangebote, wie z.B. „Check-Up 35", einer allgemeinen Gesundheitsuntersuchung, wahr. Zwar steigen die Teilnehmerzahlen mit steigendem Alter an, insgesamt ist die Bereitschaft zur Initiative der Betroffenen jedoch viel zu niedrig (vgl. Janhsen, Strube & Starker 2008, 26).

Durch Studien wurde herausgefunden, dass solche Programme die Inzidenz der Hypertonie deutlich senken können, „jedoch scheinen Anbieter und potenzielle Nutzer über die Möglichkeiten (...) nicht ausreichend informiert zu sein" (Janhsen, Strube & Starker 2008, 26). Deshalb sind noch größere Transparenz und Koordinierung der Angebote erforderlich, damit das Potenzial überhaupt voll ausgeschöpft werden kann. Ein weiterer wichtiger Punkt ist, dass Menschen in sozial benachteiligter Lage viel weniger nach Präventionsangeboten fragen (RKI 2006, 141).

5.2 Sekundäre Prävention und medikamentöse Therapie

Erst, wenn nicht-medikamentöse Ansätze keinen Erfolg erzielen, sollte medikamentös eingegriffen werden. Zur Senkung des Blutdruckes können z.b. Beta-Blocker (Reduktion des Pulsschlages), Diuretika (Blutvolumen senken) oder ACE-Hemmer (Gefäße werden weniger verengt) eingesetzt. Zuerst wird nur ein Medikament ausprobiert (Monotherapie), bei ausbleibendem Erfolg wird auf einen anderen Wirkstoff umgestellt (sequentielle Monotherapie). Führt dies ebenfalls keine Verbesserung herbei, steigt man auf eine Kombinationstherapie aus zwei bis drei Mitteln um (vgl. Janhsen, Strube & Starker 2008, 23). Es muss jedoch erwähnt werden, dass leider zu selten erst die nicht-medikamentösen Maßnahmen angeordnet werden. Zu frühzeitig werden Tabletten verschrieben. „Die antihypertensiv wirkenden Arzneimittel gehören in Deutschland seit Jahren zu den verordnungsstärksten Arzneimittelgruppen" (Janhsen, Strube & Starker 2008, 25). Leider nehmen nur rund 40% der Patienten, welche medikamentös behandelt werden ihre Arznei regelmäßig ein (vgl. Janhsen, Strube & Starker 2008, 25).

6 Fazit

Die Hypertonie stellt ein sehr großes Gesundheitsproblem in der deutschen Bevölkerung dar. Nicht allein, weil sie so verbreitet ist, sondern zusätzlich auch deshalb, weil sie viele Folgeerkrankungen direkt begünstigt. Diese lassen die daraus resultierenden Kosten im Gesundheitssystem erheblich ansteigen. Bedenkt man nun, dass dieses Problem sehr gut mit Primärprävention zu bewältigen wäre, stellt sich die Frage, was genau nicht funktioniert. Zwar gibt es zahlreiche Angebote und Möglichkeiten, der Hypertonie entgegenzuwirken, jedoch sind die Barrieren und Hürden zwischen verschiedenen Instanzen wie Hausärzten, Krankenkassen und Hilfsorganisationen noch zu groß. Mehr Koordination und Kommunikation wäre hier von Nöten, um eine Art „Netz" aufzuspannen, durch das möglichst wenige Betroffene schlüpfen können, ohne ihre Hypertonie hinreichend behandelt zu wissen.

Des Weiteren gibt es das Problem der Informationsweitergabe und Aufklärung. Viel zu wenige Menschen wissen Bescheid über mögliche Gefahren und Folgen von Bluthochdruck. Hier könnte die Politik mit Hilfe von Gesundheitswissenschaftlern ein System schaffen, welches Promotion diesbezüglich forciert. Ähnlich wie die AIDS-Aufklärung in den 90ern könnte man mit Plakaten dafür werben, z.B. den „Check-Up 35", welcher von den Krankenkassen bezahlt wird, wahrzunehmen.

Auch ein Problem ist, dass Menschen welche die angebotenen Präventionsprogramme nutzen, gar nicht zu der Hoch-Risikogruppe gehören. Menschen aus der Oberschicht z.B. achten ohnehin mehr auf ihre Gesundheit und sind deshalb auch nicht so stark gefährdet. Viele Migranten und Menschen aus der sozialen Unterschicht haben statistisch gesehen zum einen mehr gesundheitsgefährdende Faktoren, wie z.b. Adipositas oder Bewegungsmangel, zum anderen sind sie schlechter informiert. Die Präventionsprogramme, welche eigentlich zur Kosteneinsparung in der Zukunft dienen sollen, erreichen also einen Großteil der risikobehafteten Bevölkerungsgruppe gar nicht. Hier bleibt es zu überlegen, inwieweit man Menschen aus dieser Gruppe am besten motiviert, mehr Eigenverantwortung zu übernehmen. Denn Initiative ist wohl der wichtigste Punkt, wenn es um Primärprävention geht. Da es kaum durchzusetzen ist, die Menschen gesetzlich zu einem Gesundheitscheck zu verpflichten, können eventuell Belohnungssysteme eingeführt werden, ähnlich dem Bonusheft beim Zahnarzt. Was jedoch gesetzlich festgelegt werden könnte, wäre ein Schulungsprogramm oder eine Art Pflichtfortbildung für Hausärzte, damit diese einheitliche, exakte Diagnosen stellen können und z.b. nicht zu früh oder zu spät mit einer medikamentösen Therapie beginnen. Was natürlich nicht zu vernachlässigen sein sollte, ist eine bessere Integrationspolitik für Migranten und Bildungspolitik, damit möglichst wenige Menschen in die soziale Unterschicht und somit auch Risikoschicht geraten.

Da Frauen verantwortungsvoller mit ihrer Gesundheit umgehen scheinen und mehr Angebote wahrnehmen, sollte zudem überlegt werden, wie man das männliche Geschlecht dazu bringen kann, dies ebenfalls so zu handhaben.

Da die Herz-Kreislauferkrankungen, begünstigt durch Hypertonie, Todesursache sowie Kosten-Verursacher Nummer eins sind, ist es sicher lohnenswert, dass sich in Zukunft und gegenwärtig auch Gesundheitswissenschaftler durchführbare Lösungsansätze einfallen lassen.

Literaturverzeichnis

Felder, Stefan (2008): Gesundheit und Gesellschaft - Heft 4, Jg. 08: Gesundheits-
ausgaben am Lebensende, WIdO: GGW

Grunst, Stephan & Sure, Ulrich (Hrsg.) (2006): Neurologie – Psychiatrie, Urban &
Fischer: München

Helmert, Uwe (Hrsg) (2000): Müssen Arme früher sterben? Soziale Ungleichheit
und Gesundheit in Deutschland, Juventa Verlag: Weinheim

Janhsen, Katrin, Strube, Helga & Starker, Anne (2008): Gesundheitsberichterstattung des Bundes Heft 43, Hypertonie, Robert Koch-Institut: Berlin

Junge, B. & Nagel, M. (1999): Gesundheitswesen 61 Sonderheft 2, Robert Koch-
Institut: Berlin

Löwel, Hannelore et al. (2006): Gesundheitsberichterstattung des Bundes Heft 33,
Koronare Herzkrankheit und Myokardinfarkt, Robert Koch-Institut: Berlin

Menche, Nicole & Klare, Tilmann (Hrsg.) (2005): Innere Medizin, Urban &
Fischer: München

Menche, Nicole (Hrsg) (2004): Pflege Heute, Urban & Fischer: München

Menche, Nicole (Hrsg.) (2003): Biologie Anatomie Physiologie, Urban & Fischer:
München

Middeke, Martin (2005): Arterielle Hypertonie, Thieme: Stuttgart/ New York

Razum, Oliver et al. (2008): Gesundheitsberichterstattung des Bundes, Migration
und Gesundheit, Robert Koch-Institut: Berlin

RKI (2006): Gesundheit in Deutschland, Robert Koch-Institut: Berlin